"これから"

百寿者村行きへの切符

療術師 **佐藤誠**

もくじ

プロローグ ……………………………………………………… 6

第一章　朝型人間になろう ………………………………… 12

第二章　食は命なり ………………………………………… 16

第三章　いつも身体が喜ぶ事をしてあげよう!! ……… 29

第四章　笑顔は健康のバロメーター …………………… 36

第五章　瘀血よサヨウナラ ……………………………… 41
　　　　 おけつ

第六章　心が変われば……人生が変わる!! ………… 46

第七章　アンシーン・パワー …………………………… 49

第八章　s.s.p.Aで決断力を高めよう!!
　　　　最近はやりのAI（人工知能）の活用 ……………… 56

エピローグ ……………………………………………………… 75

著者年表 ……………………………………………………… 85

第19040号

佐藤 誠殿

貴殿を全日本療術師
協会所属の療術一級
技能師として認定し以
後協会会員とし誇りあ
る療術行為をなすこと
を認める

昭和62年4月1日

全日本療術師協会
会　長
医学博士　齋藤

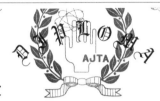

認定証

MAKOTO SATO

We hereby certify that
qualified for a therapeuti
1 st grade under
the authorization of all
therapentist association.
Accordingly, you are he
approved as a member p
to conduct therapeutical

ALL JAPAN THERAPE
ASSOCIATION

DOCTOR OF MEDICINE

“これから” 百寿者村行きへの切符

プロローグ

　誰しも健康で幸せな生活を送りたい。

　平和な暮らしがしたい。

　いついつまでも若くて美しくありたい……と願っておられる事でしょう。

　今の世の中また、「これから」も健康でありさえすれば、幾つになっても楽しく働く事が出来て、恋も出来て、素適な毎日が送れるという……。

　それは、それは、素晴らしい素適な社会なのだとも言われております。

　　　☆　　　☆　　　☆　　　☆

　天地合一、光と水と空気の科学が私達の体調を変えてゆく……人類も正しく自然界における単なる一自然物であり、環境の産物でもあるのです。

　したがって自らの環境以外の事象は起こらない事になっているとも言われております。

　人間は生まれながらにして達者で125歳前後の寿命を全う出来るのだそうです。また2060年には平均寿命男性84歳女性91歳と想定されております。

　特に最近、WHO（世界保健機関）では平均寿命に非ずして健康寿命と言うキーワードを使っております。

　それはもう、1世紀以上も元気で暮らせたなら、この世（此岸）でああもしたい……こうもしたい……の願望も叶っての事、心の底から得心のゆく大往生も夢ではないでしょう……。

　DNAの中に神が宿り、身体の中を仏が通ると言う。

　いかなる時代を迎えようとも、どのような環境の中に置かれようとも私達は「これから」力強く生き抜いてゆかねばなりません。

　私達1人1人は、それぞれに、DNAにインプットされた、独自の秘密基地（家庭環境）の中にあって独創的な1人の人間像として人類の歴史を背負いながら、今その最先端を走り続けているのです。

　やがて天寿を全うする時には、「これから」の新世紀に向かっての新人類・次期文明を築き上げる若人達へ何をどのような形でバトンタッチすれば良いのでしょう……。

　それは真の健康、生命の根元に基づいた本当の事を伝えてゆかねばならないと思います。そうなのです、私達は各自がそれぞれに、人生の修行者であり伝道師でもあるのです。

☆　　　　☆　　　　☆　　　　☆

　いよいよ、細波（さざなみ）が大海に還（かえ）るが如き、結実の時、一段と高（老）齢化社会が進む中で、私達が、今求めようとする究極の人間像とは、当事者の1人としても、思想としての新老人であり、人間生まれしこの方、死の文化を内包しながら、生かされつつも、また年を重ねただけで

は、老いるわけは無いのだ……とも謳われております。

正にOrder made self care Earth for ALL時代の到来‼　自分の田圃は自分で耕せ、……己の道は自力で拓け……なのです。これは日々生活習慣づくりの中で心身共に適度な負荷を掛ける事がコツなのです。

身体的には多少の老化はしつつも、普遍的な知の構築を目指していけば朽ちる事を知らないのだという、これは新しい形の人間像でもあるのです。

「これから」はこの人間像を求めて何としても新たなる挑戦と研鑽を積み上げてゆく術（第八章にて解説）とその開発活用とその応用が必要なのです。

その為には宇宙の法（大自然・師然の摂理）とそれに対峙する皆様の人体そのもの（無限と無尽の供給力とその可能性を秘めたる偉大なる小宇宙）を究明し、また活用して、歴としたエビデンスを積み上げつつ、それを宇宙の財産として後世への、次期文明の新人類へのギフトとさせて戴きたい、そうお思いになられませんでしょうか……。正にEach for ALLなわけです。

健康が全てでは無いですが健康を損なうと全てを失う事にもなりかねません。

果たして、私達は「これから」新たなる21世紀に向けての心構えはお互いに出来ているのでしょうか……。

（イ）　現にこの様な環境をつくり上げてしまったのは、今の大人達の責任なのではないでしょうか……。

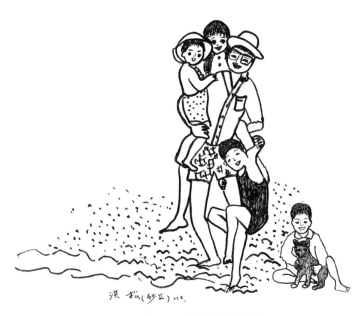

浜松（砂丘）にて。

知りながらつい忘れがち親の恩

（ロ）　私達の子孫の世代は精神的にも豊かな社会に生きる事が出来るのでしょうか……。

（ハ）　否、我々の世代を恨みながら、地獄の底を這い回るが如くになりはしないでしょうか……。

　今、真剣に取り組まねばならない時ではないでしょうか……。

　　　　　　☆　　　　　☆　　　　　☆　　　　　☆

　その為には、これまでに行き詰まったある種の過去の成功体験の夢から目覚めて、ここで改めて身も心も、家庭も社会も、一国挙げての無駄と無理を出来得る限り省いてゆく術（s.s.p.A 具体的には第八章）にて認識を深めながら、私達皆でそれぞれの立場で、真の健康は元より、家庭、社会の正常化、福祉化に貢献されますよう……。

　本来有るべき素晴らしい自然体を心身共に取り戻してゆこうではありませんか……。

〔追記〕

（1）生活習慣病については40年来国民と馴染みの深かった成人病と言う表現は厚生労働省の発表により、平成 9 年度を以て、新たに生活習慣病となりました。（1996（平成 8 年） 9 月15日の発表）

（2）s.s.p.A とは self special personal Advice のイニシャルであり、一種の診断法であり、足るを知るの術

（適・欲・知・足）であり、具体的説明、並びにその実践方法は「第八章　s.s.p.Aで決断力を高めよう‼」……を御覧になってみて下さい。

第一章　朝型人間になろう

　未明から早朝に掛けての発想は素晴らしい……!!

　目覚めと共に、"ヨシ明日の為に今日はこの事から始めよう"と新しい1日を迎える時、日の出と共にアクションを起こすのです。

　病人が治療に励む時……自らの生活環境改善に勤しむ時……倒産しかけた会社を立て直す時……等々、皆、一致団結朝型人間になってやって来たのです。

☆　　　☆　　　☆　　　☆

　筆者もある時期（肺結核から破傷風併発……闘病生活中）素晴らしい体験をさせて戴きました。

　自らの生活習慣改善の為、毎早朝漁獲用綿布をタオル状に切ってこれを清水に浸して縄状に編むのである。

　皮膚は内臓の鏡（P60チャクラ等参照）なりとばかりに全身を隈なく摩擦するのです。そして全身の気血（追記参照）の巡り（流れ）と体内の臓器とその繋がりを高め全身のバランスを保とうとしたのです。

　また、具体的な実体験の1つに、一時期、毎日の様に筆者も11種類からなる薬を、三度のメシより多く飲んでいたのです、その他、点滴の付録つきでした。

　きっとそのリバウンドだったのでしょう……。

　早朝目覚めてからと言うもの、手足を始め全身の痺れ
でフラフラの時期が長期間続いたのです。

　それでも身体全体を何らかの方法で動かすと言う事、歩くと言う事……とにかく身体を出来る限り動かす事に専念しました。人間横臥の生活で身体を横にすれば水の気が働き、起きて働く事・立ち上って動く事で火の気が働くと言うバランスのとり方も発想の近因でした。暗中模索・自分流健康法なのでした。

　近くの100メートル四方程の広さの公園の中に、約10メートル間隔にセメントで拵えたベンチがあり、ベンチからベンチへと縋りながらの、正に伝い歩き運動なのでありました。

　当時の体力で、ものの50メートル程も歩けたでしょうか、すぐに疲れ切ってしまい、そのベンチの上で上向いて寝てしまう事、度々……ウトウトしていると何かがお腹の上をノックするのです。

　フッと目を醒ませば、それは公園内の桜の木の枝から、落っこちてくる大きな大きな毛虫の大群だったのです。その時はビックリ仰天目を覚ましたのでした。

　　　　☆　　　　☆　　　　☆　　　　☆

　とある大手有名会社の重役（社長）さんの事。

　経営に大変な一時期を迎えたのです。会社は重大な事態に直面しました。それまでは、マンネリになり切っていた重役出勤、午前10時以降になってから高級社用車での御出社と洒落こんでいたのですが……。

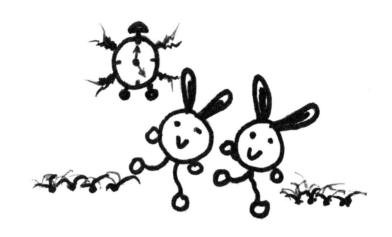

無から有、人間本来creator、人生いつでも出発の時

　ある日の事、社長さん、自ら率先して実行しました。

　早朝の６時半、未だ誰しも出勤していない、一般社員の通用口の前に立った時、気がついて慌てふためいた新参の警備員さん、アナタどこの、どなたさんですか!?……と問いかけて、実はビックリ当社の社長さんであったとか、きっと早朝会議、実際のお話……。

　　　☆　　　　☆　　　　☆　　　　☆

　はっきりとした目的意識の元に朝型になってAction を起こす、お百姓さんしかり……漁師さんしかり……スポーツマンしかり……ありとあらゆる方達が自らの生業に専念しようとする時、これぞ病気治しであろうと、会社再建であろうと、実績を上げようとするならば、適欲

知足、足るを知り自らの節度を守って（第八章の活用）、先ずもって、朝型人間になって実践なさって見てはいかがでしょう……。

　人間の身体は太陽の光によって支配されていると言われております。

　どうも自然体はこのように仕組まれているらしいのです。

　正に治病は大事業なり、朝を制する者は人生を制するとも言われております。

〔追記〕

　健康（自然体）は気・血のバランスの上に成り立っていると言われております。したがって素晴らしい健康状態を、血気盛んとも呼び、気血理論は東洋医学の基本概念と言われております。

　人の所有するモノは気と血のみとも言われ、気と血こそが人体を養う根源であり、全ての病いは気・血の不調和から生じ、相互に協力してバランスを取る事によって、生命活動がスムーズに営まれると言われております。

第二章　食は命なり

（何をどれだけ食べたら良いのか……）

　病いは食から治す、医食同源、……よく見たり耳にする語源です。俗に食と言う文字は人を良くすると書き食（事）によってはまたその様になるのだとも言われております。

　また人は食べモノのお化けとも言われており、その人の身体全体を観たり、行動を観察する事によって、その人がどんなモノを食べているのかがほぼ分かるのだそうです。

　そうなのです。日々の暮らしに欠かせないのが食事であり、真の健康法も自分に必要なモノを適量戴くのが最高の食事法なのです。

（これは特に第八章を御覧戴き、実践して見て下さい。）

　　　☆　　　☆　　　☆　　　☆

　人の身体は約60兆個（体重10キログラムに対して10兆個）にも垂んとする細胞（身体内の兵隊さん）から出来上っており、血液は細胞の赤ちゃん（蛋白質）ですから、食べモノまた食べ方によっては、それはそれは素晴らしい血液（赤血球）にもなれば、当然の事ながら兵隊さんの病原菌に対する防衛力（免疫力・抵抗力……）

も、それ相応に強力なモノになって参ります。

　そして、約90日もすれば、ワンクールとして、あらゆる細胞は、万遍なく新しい細胞（兵隊さん）に入れ替わります。当然年齢・個人差、各位の特性によっては多少の差異はありますが、特に骨の細胞に関しては、骨芽細胞が出来てから、約２年程経過して新しい細胞（骨）になると言われております。

　脳細胞も、最近新しい細胞に生まれ変わる事が判明し『nature』（英国、世界の一流科学誌）にても、歴然と発表されました。俗に言う細胞の活性化であり、新陳代謝です。

　正に人間とは細胞の培養器（無常の繋がりと流れ）なのです。

　　　　☆　　　　☆　　　　☆　　　　☆

　昨今は食べモノも量よりも質的なモノが要求されるようになり、質の向上化と共に東洋医学的発想による無双原理に基づく食養としては、

（１）旬のモノ……春・夏・秋・冬その折々の作物。

（２）一物全体食……お米は出来るだけ加工しない玄米を、主食の玄米も出来得れば粟、黍、麦、鳩麦等の雑穀、黒米等……同時に炊き込む法、最近は健康法上、発芽させた発芽玄米が良いとされております（ギャバ）。お魚も丸ごと戴くと言う、これは統合的コンセプトに基づくものです。特に根菜類は皮等は剥かないモノ……を。

（３）身土不二……自ら生活している場所より半径約

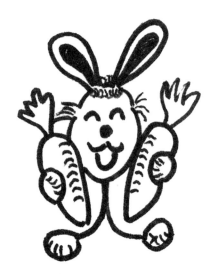

食事正せば、不要な薬

500メートル以内で収穫された作物が最適とされております。

　歯の数から導き出した食事のバランスは、植物食（門歯と臼歯）7：動物食（犬歯）1です。

　人間は口内の歯並びの構成からしても、歯のほとんどは臼歯（穀物咀嚼用）から成り立っており肉食用犬歯は上下2本2セットなのです。

　世間では、野菜は出来るだけ生食が良いのだとか、少肉、多菜食とすべし説、少塩多酢食説、少食多噛（よく噛んで噛んで……ムチン食品にして戴くと言う事は、併せて副腎皮質ホルモン・コルチゾールの分泌を万遍なく

促すとも言われております）説。

　腹八分目にして病無く、腹七分目にして医者いらず……、断食法……、食事の回数は1日1食が健康的であるとか、2食が理想的だとか、3食は食べねばならないのだとか、テーブル計算上最低1日に何カロリーの食事量が必要であるとか、某料理法でなければならない……とか、夜10時以降は食べない方が良いのだとか……それはそれは人様々にして大変です。

　いろいろな食事法、食養法、健康法が氾濫し、さて、私達は、何をどの様にして、どれだけ食べたら良いのでしょうか……、適正なる判断基準はどの様にしたら良いのでしょうか……。

　まずもって、「第八章　s.s.p.Aで決断力を高めよう!!」の活用として、食生活習慣の中で身近なところ（適質・適量）から段々の理で実践なさって見てはいかがでしょうか……。

筆者（Try & Error）体験談

　（a）旬のモノ、身土不二のモノ……等を知ってから、野草の青汁が体質改善向上に良い事を知りました。早春の事、都心生活（当時は大阪城公園界隈）で良く雛草を摘んでは持ち帰り洗ってはそのままミキサーにかけるのです。

　口当たり、味そのものは、二の次、三の次で、お塩で

少々味付けをして、そのまま戴いたのです。

　とある日の事、夜分に摘んで来た雛草の中に、犬の糞やら、動物の抜け毛が、いっぱい絡みついており、これは大変‼　以来衛生上の問題も含めて、即採取場所を移動した事もあったのです。

　（b）また、ミネラル、カルシウム源補充にと、身近なモノの中からの発想で、卵の殻が良いのではと、早速卵の殻を洗っては、天日で乾かし、細かく粉砕（ミキサー）してはそのまま戴きました。正にお金の掛らないカルシウム源補充（食養）なのでした。

　自らは一杯卵の殻の入った「白いウンチ」を毎朝送り出す結果となったのです。

　とある日の事、バッタリ路上で親友に出逢ったのでした。

　友曰く、「君以前より何やら元気になったなアー……血色も良くなったゾ……今何やってんだい……」小生ついつい雛草青汁の事、卵の殻の事、全身摩擦の事……等々、色々とご披露させて貰った中で、親友曰く、卵の殻をそのまま食べる事だけは即、止めろの忠告、何故？当時一般市販の卵は塩酸で奇麗に洗浄してから出荷するとの事だった、それ以来は地卵の殻に切り換えもしたのでした。……等々は実体験としてあまり勧められる事例では無いかも知れません……がそれでも自然の掟は、嘘をつかない、騙さない、欺く事をしないのお手本ではなかったかと今更ながら感謝の念を拭い切れないのです。

（c）前記実践躬行中、ある日の事、ふと気付いた事に、入院生活から新たに通院生活に切り換えてからと言うもの、午前中は毎朝のように、濃い赤味を帯びた痰（結核患者、特有の血痰めいたモノ）が決まって何個か出ていた。それが日を追う毎に、痰の色が橙色から黄色へ、黄色から白色へと色が薄れてゆくではありませんか、しかも喀痰の回数は目に見えて減って来たのです。アレッそう言えば昨日は痰が出たかしら……もしかして出なかったのでは……の調子、これは、新たな自らの自分流生活習慣健康法（玄米主食、全身摩擦etc……）に確たる自信を積む結果となったのです。以上の事は、あまり、勧められる事例でないかも知れませんが快方に向かい好結果に繋がった事は事実なのでした。

『これから』を読んで下さる皆々様には、この様な事も、イメージトレーニングの一端として捉えて戴ければ幸甚です。

　発病以来と言うもの、当初から妻を始め、周りの方達には、過分な迷惑を掛けてしまった事は心苦しく、**吝嗇の極みの感は拭い切れない**でいますが、当時は甘んじるより他、なかったのです。

（d）近年、気学では、食養も補から瀉の時代へと移り変わったと言われます。醗酵食品の最たるモノ、百薬の長“お酒”も過ぎれば命を削る鉋にもなりかねませんが医者のアドバイスで当初飲酒はNGであったが通院生活に入ってから「第八章　s.s.p.Aで決断力を高めよう!!」

の活用で今日に至っているのです。

　コレステロールも大切な細胞の皮膜なのですが体内で過分になれば、不飽和脂肪酸となって、身体全体からすれば不要な存在。

食欲は知っているのか適量（度）と言う名の停車駅を‼

　因みに先人の日く、この世で一番不味い食べモノは塩なのだそうです。

　また一番美味しい食べモノも塩なのだそうです。

　とあるホテル王は、かつて若き時代に世界の各国にホテルを建てる計画をし、お金を貯める為に当然の事とは言え食費の節約の工夫までしたのだそうです。毎食ごと、預金通帳を目の前に開いては、お金の増えるのをつぶさに見ながら一時期はほとんどお水と、コッペパンで過ごしたとも言われます。

　そうしたら毎食のように、同じモノを食べても、その味が違ったのだそうです。

　　　　　☆　　　　☆　　　　☆　　　　☆

　南瓜作りの名人は、南瓜が蔓に生り揃った頃合いを見計らっては一時期に根っ子を引き抜くのだそうです。

　根っ子を引き抜かれた南瓜の蔓は、それはそれは大変な事です。

　根っ子は命の絆です。長時間大地から根を抜いてしまえば当然南瓜は枯れてしまう訳で名人は枯れてしまう前

には元の土地を耕しておいてから、再度植えつけます……こんどは、それはそれは素晴らしい品揃えの品質的にも立派な南瓜が収穫できるのだそうです。

　天地合一、大地の気を戴くの術数の１つなのか、どうか、なのです。

これは一時的に危険に身を曝すと言う事は、植物を育てるのも、動物（人間）を育てるも同様、大切な事なのでしょう……。

☆　　　　☆　　　　☆　　　　☆

　ここで改めて輪廻（循環）に適した食生活そのものをも見直すべきではないでしょうか。例えば穀物（主食）も良く噛めば（咀嚼術）、究極は醗酵食品（お酒の由来）になってゆくのだそうです。私達は食べモノ、食べ方（ムチン食品）を通して身体そのものをクリエート（開発）してゆくと言う深い認識をもっと、もっと持たねばならないのではないでしょうか……。

　［噛めば宇宙の命染み入る］

炭焼き事業

　これからの百寿者への切符として、炭焼き事業（Jio Club）を始めました。この事業は炭の五つの働きを原点として、食は命なり、炭焼きは地球を救うをテーマにしています。これから私の今後の基本的（抜本的）なデイリーワークにしてゆきます。

たべものの陰と陽一覧表

身体を冷やすもの（陰）▽

紫外線	紫	藍	青	（緑）
	えぐい	辛い	酸っぱい	甘い

氷、水、寒、冬、遠心性（拡張性、上昇性、膨張力）、女性、V.C、V.B、カリウムの多いもの

穀物	とうもろこし、麦類、もち、小麦粉、うどん、胚芽米、白米				
野草・野菜	生しいたけ じゃがいも なす	さつまいも さといも たけのこ	にんにく トマト 大和芋	ねぎ ほうれん草 セロリ・パセリ	きゅうり 白菜 小松菜 春菊	キャベツ　セリ ふき　　ヨモギ 大根　　タンポポ葉
果物	バナナ パイナップル いちじく キウイ	オレンジ ブドウ グレープフルーツ メロン	もも なし びわ かき	みかん すいか さくらんぼ	リンゴ イチゴ	海藻類　昆布　ひじき わかめ　海苔
豆類	豆乳　豆腐 　　きな粉 大豆　黒豆	そら豆 うずら豆 納豆	油揚げ がんもどき 高野豆腐	小豆 白ごま	黒ごま 金ごま	
飲物	ウイスキー ブランデー サイダー　果実酒 コーラ　焼酎	コーヒー　ビール ブドウ酒　緑茶 紅茶	日本酒 上茶	ハブ茶 番茶 サンゴ草	オオバコ茶 葛湯	
香辛料	わさび こしょう　とうがらし				木の実　くるみ　松の実 ぎんなん　くり アーモンド
調味料その他	化学調味料　みりん 合成酢　醸造酢　白砂糖 　　　蜂蜜	黒砂糖 ヨーグルト	ゴマ油 ナタネ油	紅花油 オリーブ油	ゴマペースト ピーナッツバター

☆同じ食品でも産地、栽培法、種別によっては多少異なり、又料理加工法によっても
　内容が変わります。特に食事法（良く噛む事）によっても変わります。
　合成着色剤、発色剤、防腐剤等の添加物、農薬、ビニール栽培（不自然な農作物）品、
　インスタント食品等は要注意です。

身体を温めるもの　△陽

黄	橙	赤		赤外線
塩からい		苦い	渋い	

ナトリウムの多いもの、（圧力、下降性、収縮力）、求心力、男性、V.A・D・E、夏、熱、火

玄米、あわ、ひえ、きび、そば

人参　　かぼちゃ　じねんじょ
ゴボウ　　れんこん　タンポポの根
玉ねぎ

魚類									
	鯉	あゆ	たこ	かれい	かに	鮭	かつお	うに	まぐろ
	ふな	わかさぎ	いか	ひらめ	えび	にしん	煮干	すじこ	さば
	どじょう	たにし	なまこ	うなぎ	ます	いわし	小魚	数の子	ぶり
	はや		くらげ	たい・白身の魚	ししゃも	赤身の魚・青背			

貝類	しじみ　　はまぐり	肉類	豚肉　　マトン
	あさり　　あわび		牛肉　　鶏肉
	かき　　さざえ		鯨　　卵

タンポポエキス
朝鮮人参

牛乳	チーズ	納豆	醤油	梅干し	自然塩
	味噌漬		味噌	たくあん	

〔このごろ庶民も帝王病〕〔小学生もう生活習慣病準備中〕
主食は玄米（出来れば発芽玄米を）
副食は、孫達は優しいの合言葉
(ま)豆類(ご)胡麻類(た)卵(ち)乳(わ)若布類(や)野菜類(さ)魚類(し)椎茸類(い)芋類

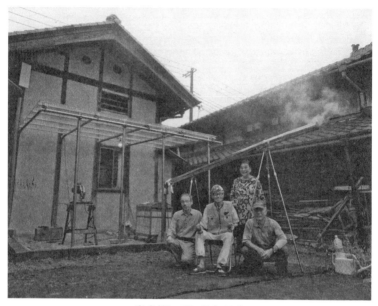

炭を焼いているところ

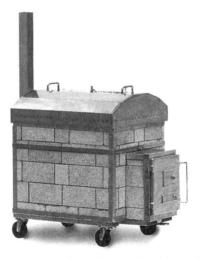

省スペース設計の移動式小型本格炭焼き窯「炭焼き達人」

炭の五つの働き

　炭には、主に五つの働きが科学的に認められています。これらの特性が相まって、幅広い効能を生み出しているのです。

すぐれた吸着力

　炭の最大の特徴は、小さな孔が集まった多孔質構造にあります。有害な化学物質や匂いの成分、水分などがミクロの穴の中に吸着し、時には炭の表面で化学反応を起こして除去されることもあります。炭に消臭、防腐や湿度を調節する効果があるのは、この為です。また汚水中や土壌中では、細孔の中に棲みついた有用な微生物によって化学物質が分解されます。

ミネラル補給

　炭は山の灰と書くように、ミネラル（灰分）を含んだ炭素のかたまりです。カルシウムやカリウム、マンガンなど樹木が蓄えていたミネラル分が炭に成っても、そのまま残るので、炭にはミネラル成分が2～4％含まれています。そのためポットや炊飯器に炭を入れると、吸着効果でカルキ臭やジオスミン、2-メチルイソボルオールなどの臭気成分を除去すると共に、ミネラル成分とアルカリ効果で水や御飯がおいしくなるのです。

遠赤外線効果

　炭を加熱すると、遠赤外線（波長が3〜1000ミクロンの目には見えない光）等の赤外線を放出します。この中でも遠赤外線は肉や魚、コーヒー豆などの内側から温めてグルタミン酸等のうまみ成分を引き出します。

還元作用

　物が腐ったり、金属が錆びたりすることを「酸化作用」といいます。逆に失われた原子を取り戻す働き、ものが酸化して劣化するのを防ぐ働きを「還元作用」といいます。炭には参加した物質を還元する強い作用があります。

触媒作用

　近年炭の新しい機能として、金属酸化物との複合化による触媒作用についても注目が集まっています。触媒とは、自分自身は変化せず、相手を効果的に全く別の物質に変える性質を持つ物質のことです。その一つの例として、光が当たると化学反応を促進する光触媒があります。光触媒作用を持つ物質としては、二酸化チタンが知られており、二酸化チタンと木炭の複合材の開発・利用も始まっています。

第三章　いつも身体が喜ぶ事をしてあげよう‼

　身体が喜ぶ事、本当に喜んでくれる事とは一体何なのでしょう。どんな事なのでしょうか……。

　それは、紛れもなく天命に叶った、天寿を全うする事ではないでしょうか……。

　私達に平等に与えられた１日、24時間の中でいつでも姿勢を正して、背筋はＳ字型、呼吸は吐く息長くして、丹田呼吸しながらの腹心（臍下丹田）強化法、意念を込めて、時に肛門をキュッと力強く閉じてみるのも一法、でしょう。特に大切なのは食事作法で食事の質・量（適質・適量）もさる事ながら感謝の気持ちと共に、**出来るかぎり回数多く咀嚼する事によって、その分だけ大自然の生命力が当事者の身体に染み渡る訳で、唾液力（還元力）ＶＳ（酸化力）を高めれば身体は若返るもの**だと言い伝えられておりお薬ばかりに頼り過ぎないよう、食べるモノを良く噛んでアレルゲンを克服しアトピー性疾患を完治に導いていった体験者は数多くおられますし、ある時期をおいて、どうしても経過が思わしくない場合に限ってのみ、機能性食品や栄養補助食品……他、様々な治療法を取り入れて見るのも一法でしょう。

　貧乏性の筆者はなかなかタクシーなるものを利用しな

いのですが、それでもある時、どうしても時間に迫られ、都合でタクシーを利用させて戴く事になり、例によって手を挙げて、止まってくれたタクシーは、見るからにピッカピッカの、新車そのものでした。乗り込んでの車内も実に綺麗に整理、手入れされて発車する時も軽やかにシューンと走り出す、正に新車そのものの感で、筆者もタクシーに乗り込んでからずっと運転手さんの後ろの座席に座り、少しばかり新車の感に浸っておりましたが……車が走り始めてから間もなくして、後ろの座席から首を伸ばして、因みにどの程度走ってるのか走行距離メーターを覗き込んでみたのです。

　忘れもしません、紛れもなく3,480キロメートル、新車そのものと思い込み切り出したのです。
「運転手さん!!　やはり新車は気持ちいいですね。車そのものも軽～く走りますしネ……」とやりますと、それを聞いて運転手さん暫くしてニッコリ。
「この車でっか、もうとっくに一回りしてまっせ……」との事。
　一回りとは走行メーターが10万キロ走ったとの事でして、
「へェ……私は走行メーターが3,480キロメートルと表示されているので、てっきり新車とばかり思い込んでましたが……」
「お客さん車も人と一緒でっせ、私ら長年車に乗っての商売だ、オイル交換かて、ただ走行距離だけ見て換える

郵便はがき

料金受取人払郵便

新宿局承認

1409

差出有効期間
2021年6月
30日まで
（切手不要）

160-8791

141

東京都新宿区新宿1－10－1

（株）文芸社

愛読者カード係 行

ふりがな お名前		明治　大正 昭和　平成　年生　歳
ふりがな ご住所	□□□-□□□□	性別 男・女
お電話 番　号	（書籍ご注文の際に必要です）	ご職業	
E-mail		

ご購読雑誌（複数可）	ご購読新聞	、 新聞

最近読んでおもしろかった本や今後、とりあげてほしいテーマをお教えください。

ご自分の研究成果や経験、お考え等を出版してみたいというお気持ちはありますか。

ある　　　　ない　　　内容・テーマ（　　　　　　　　　　　　　　　）

現在完成した作品をお持ちですか。

ある　　　　ない　　　ジャンル・原稿量（　　　　　　　　　　　　　）

書　名	

お買上 書　店	都道 府県	市区 郡	書店名				書店
			ご購入日	年	月	日	

本書をどこでお知りになりましたか?
　1.書店店頭　　2.知人にすすめられて　　3.インターネット(サイト名　　　　　　　　)
　4.DMハガキ　　5.広告、記事を見て(新聞、雑誌名　　　　　　　　　　　　　　　　　)

上の質問に関連して、ご購入の決め手となったのは?
　1.タイトル　　2.著者　　3.内容　　4.カバーデザイン　　5.帯
　その他ご自由にお書きください。
　(　　　　　　　　　　　　　　　　　　　　　　　　　　　　　　　　　　　　　　)

本書についてのご意見、ご感想をお聞かせください。
①内容について

②カバー、タイトル、帯について

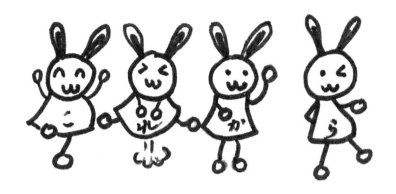

Prevention is better than cure

事おまへんのや……オイルはしょっちゅう見てま、色の
変わり具合や、粘りを見ては、これはもうボチボチと見
たら早目早目に交換しまァ、他の部品交換も自分達で出
来る限り、みなそうだ……」

　少々の事は、運転手さん御自身で前もって補修なさる
のだそうです。

　因みにこのタクシー運転手さん少々お年でしたが仰ら
れるには、

「私ら車のメーター３回いきまっせ……」３回とは30万
キロの事、こと車に関しては部品の交換も手軽に簡単に
出来るでしょう……が私共人間の身体はそうはゆきませ
ん、また身体のお手入れはもっともっと早目にしてあげ

ねばなりません。若い時分から何らかの形で生命の貯蓄^{ライフバンク}を常時心掛けておきたいものです。

　身体癒しも、唯治そう治そうとする以前に当事者自身の身体全体の環境そのものを、最高の自然体に置き換える努力の方が優先されます。それは体内環境を、

（イ）繋がり（絆）

（ロ）良いバランス

（ハ）適度な流れ……

　の三位一体の状況（恒常性）を保つ努力より他ありません。またマイナスの感情からは何も生まれてくるモノは無いのだと言う認識を、一層深めておく事も必要なのではないでしょうか……。

　いついかなる時も治癒に関してのキャスティングボート（決定権）は、当事者自身の掌中にある事を……よもや一時もお忘れにならない様にして戴きたいものです。

［平均寿命、乗り越えて］

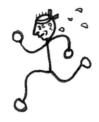

［心身共に適度な負荷をかけよう…］

〔日々健康寿命達成法‼〕

1　姿勢を正す。S字型‼

2　呼吸法を上手く。〔吐く息長く天の気（神経系）を‼　吸気で地の気（血・気の動力）を‼　天地合一臍下丹田呼吸法〕

3　腹八分目、良く噛む食事作法。

4　自分流適度な運動試みる。

5　子供の頃は、弱かった。病弱の体験有り。

6　気功、ツボマッサージを試みる。（特に足の裏※）

7　発声法を良く知っている。

8　一合前後のお酒〔明日への命、醗酵食品〕たしなむ

9　御釈迦様の御教え（諸行無常・諸行無我・涅槃の寂静）の実践躬行。

10　結果的には痩せている。

参考　これは90歳以上のお坊さんのアンケートです。

※人間本来クリエーターであり、呼吸困難を始め、あらゆる体調不良に関しては、足の裏のツボを揉めば揉む程、それだけ躰全体の体調がよくなるのです。それはステロイドといい、当事者の体内で生合成されるものなのです。一連の有機化合物の総称であるのです。

"押せば命の泉湧く…"

WHOによるHealthy-Lifeとして〔一般的な生活習慣の良きModel!!〕

(1) 適度な運動をしている。

(2) 過食や偏食のないバランスのとれた食事をしている。

(3) 適量の飲酒と禁煙を守っている。

(4) 適度な睡眠をとっている。

(5) 楽天的でストレスの少ない生活をしている。

(6) 良い姿勢をしている。

(7) 生き甲斐を持っている。

〔The big three factors of the health are as follows.〕真の健康3大要素

1　Blood purification.…浄血。

2　Dissolution of stress.…ストレスの解消。

3　Moderate amount of exercise…適度な運動。

"これから"　百寿者村行き切符　10項目

1．生活習慣作りの必要性（継続は知恵を生み力となるから）

2．目標をだんだんと高めてゆく（出来る、出来た、出来る、出来た、で心身ともに身体には適度な負荷をかけてゆく）

3．自分で方法を考案する（Self care, Self control の必要性）

4．Daily work として時間帯を決める（特に就寝前に自分自身に言って聞かせる術。想いは30％ up の効用を高めると言われております）

5．Plan do check で記録をメモる
　　参考：医師の年間定期検診を受けて、参考にする

6．やる気が起こらなくとも、いつもの場所にて心を入れ替える実践、行動

7．今日の出来事、明日に伸ばすな…三日坊主は要注意!!!

8．Check の楽しみで　自分を褒めてあげ、都合でご褒美を…

9．人間本来 Creator、進歩する自分を確認して喜ぶ

10．出来ても、目標設定し直して、前向き人生を楽しむ

※各項目全て s.s.p.A にて判定出来ますので…

第四章　笑顔は健康のバロメーター

　よく、お母さんが表情の出初めた赤ちゃんに向かって笑ってごらん……とアンタの笑顔ってほんとに素晴らしいわねェ……。

　至極簡単な事で、またその気になってやりさえすれば、即出来る事、それが分かっていてもなかなかでき難い事の１つに笑顔づくりが有ります。

　　いつもニコニコ笑う現金
　　笑う門には福来たる……で、

　何かにつけて笑いは、全てに優先されるのです。

　お母さんは子供の体調は表情（笑顔）１つで分かると言われております。

　正に笑顔は健康のバロメーターでもあるのです。

　　　笑いは身体全体の潤滑油であり、

　またプラス波動の大本になるとも言われております。老化を遅らせたり、改善するのは薬だけでなく運動や身体に良い食事（旬のもの、身土不二のもの、主食玄米を

始め一物全体食）と言ったその生活習慣の積み重ねなのです。従って何か困った事があっても笑いのプラスチャンネルに即切り換えの利く上手な人は得な人……とも言われますが波長同一の法則として、人体より発振するプラス波動はあらゆる宇宙波動と共振共鳴して、より高度なパワーとなって倍増してゆくのだと言われております。素晴らしい現象だとお思いになられませんですか……。

　日常生活の中でも、私達が一自然物として、自然（師然）界に溶けこむ法の１つとして、これほど身近で楽しい素晴らしい方法は、他に無いのではないでしょうか……。

　そうなのです、人間誰しも不愉快でムシャクシャした時、不自然に怒りを覚えた時、マイナス感情の起伏の激しい時即、姿見の前に立ってみてでも……。

　※筆者も闘病生活の最中、良くやったものです。

　１人して姿見の前に立ち実践したのです。

　初めの内は馬鹿馬鹿しく映りますが、何度かトライしている間に、自らの顔貌が実に素晴らしく変わって来るのです。

「ウン、自分も笑顔をつくれば満更でもねぇや……これやったら人前に出て充分イケルイケル……」だったのです。

　腹力を培う術の１つとしても、臍下丹田（丹田）呼吸を４〜５回。ハーイ、ニコニコ、ワッハッハを４〜５回。

　軽い気持ちで先ず実践なさって見てはいかがなもので

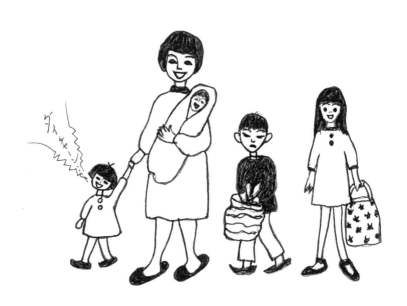

生まれてくれてアリガトウ！

しょうか……。そのちょっとした活力が運を呼び込むのだそうです。

　たとえ、お金が無くとも、お金を掛けなくとも、財産が無くとも、人様に喜んで戴ける無財の七施とは、

　　（一）　捨身施
　　（二）　愛語施
　　（三）　心慮施
　　（四）　床座施
　　（五）　房舎施
　　（六）　慈顔施
　　（七）　和顔施

　和顔愛語、笑ろたらほんまにええ子やなァ……。

　さて、不安の塊が人体なのだとも言われております。

　従って次から次へと不安が募るのは、人間である事の証拠であって、私達は不安から逃れる事は、出来ません。

　笑いを不安解消、感情調整の特効薬として有効利用なさってみてはいかがなものでしょうか……。

　笑いは、呼吸との相乗効果で横隔膜を上下に動かし、腹式呼吸を自然に導く健康法だとも言われております。

　そもそも笑いは急速に進化した霊長と言われる高等動物（人間）に与えられた特権であり、笑いは先ず口から入った有害なモノを体外に吐き出す作用もあるのだそうです。

　精神的にも肉体的にも有害なモノから身を守る反応と

して、先ずは危険の伝達があり、ひいては、攻撃を運んでくるモノへの親しみになるのだそうです。

　またNK細胞を強化したり、身体全体の免疫システムの活性化を促進したりで、正に笑いは自然治癒良能力（免疫力）向上そのものなのです。

　従って私達はこの特権を最大限に活用させて戴こうではありませんか、笑顔は魔法そのものなのです。

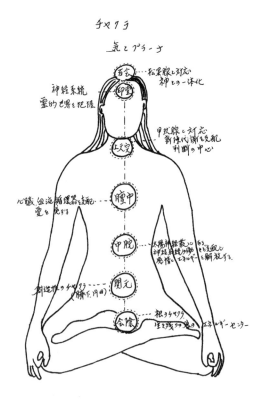

第五章　瘀血よサヨウナラ

　血液は、栄養と酸素を運ぶ運搬車なのだそうです。

　人体の血管は、全部繋いでゆくと、10万キロにも及ぶのだそうです。

　地球を何周するのでしょうか、無限の可能性を秘めたる偉大なる小宇宙云々とは、この辺にあるのでしょうか。一個の細胞の遺伝子すら2ミクロンからなる管で出来ているとされ、その他、人体は血管の他にリンパ管（下水道の役目）ありで、正に人間は管で出来上った動物（生きモノ）そのものだそうです。

　さて、瘀血とは、血液の澱みの事を言い、気滞と同時に進行されます。

　瘀血は血液が滞留したひとつの病態であって、その最たるモノが肩凝りなのだそうです。

「澱んだ水は腐敗する」の喩え通り、流れの鈍くなった血液は粘っこくなり段々と酸毒化してゆきます。

　また多くの病いの根元的原因は、細胞の酸素濃度の不足とも言われており、結果的には、酸欠（酸素不足）となり局部的に痛みを覚えた部分は、人様々にして、当事者のウィークポイント（カルマ・業）とも相俟って、百病も局所の気血の滞留から端を発し全身の不調へと進展

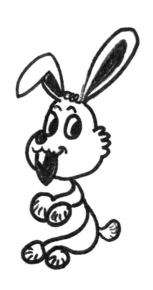

血管詰まれば、つまらない

し、同源異病もこの辺から始まるのです。

　以前から血液循環療法の中で、瘀血を抜く、バンキー療法が有りますが、ガン患者の患部の血液や肩凝りの酷い人の背中から抜き取った血液は、まるでドロドロになった腐敗し切った魚の臓物そのものです。

　悪臭も、それはそれは大変なモノです。

　　「血管ツルツル生活習慣５ヶ条」

　　（１）睡眠を十分にとる。

　　（２）クヨクヨ考え過ぎない。

　　（３）早起きを心掛ける。

　　（４）食事は野菜を中心に。

　　（５）喫煙を控える。

　※筆者も一時期は、自らの健康回復の為と心得、皮膚は内臓の鏡なりの発想から……三度のメシより摩擦法で全身摩擦を良く行ったものです。

　綿布（漁網の切れ端）を自然良水に浸しては絞り上げそのまま持ち易くして縄状にする。それを片手に持って顔から足の裏まで、リンパに向けて隈無く全身を擦るのです。

　皮膚が健康であれば外部からのいろいろな刺激を着実に察知して体内との情報伝達も上手く働く事が出来て、全身の健康に繋がるとも言われております。

　皮膚が赤味を帯びて来たら、次から次へと順次、擦る場所を移してゆくのです。

　全身を摩擦する事によって血液の流れも、促進されて、その流れによって、血液の質の向上も計られ、身体全体のバランスが徐々に整って来たのです。

　通常、血液の体内循環速度は心臓をスタートしてからは、約２分前後で元の心臓に戻って来るのだそうですが……。この事をとある肩凝りの酷い人に話してみましたら……、

「そうですねェ、私の場合は２〜３日かかるのと違いますか……」なのでした。

　この方、御自身の全身の血液の巡り具合を良く御存知だったのでしょう。

　瘀血を無くする方法（気血循環療法）

（１）ストレッチやミルキングアクション等適度な運動を

継続実践する。

〔参考〕（筆者の場合、D.A.P（Dis Abled Person, 実質身障者）の身であり、目下、朝夕2回約30分掛けて、s.s.p.Aに則り、自分流気功体操実践中、これはA.D.L（日常生活動作）対策、WHO（世界保健機関）コンセプトに基づく健康寿命対応策、センティナリアンの集い等々をモチベーションとしたデイリーワークなり。

（2）気功瞑想ヨーガ等によるイメージトレーニング（イメージメンタル療法）をする。

（3）温熱療法等により冷え取り健康法をする。

（4）機能性食品や栄養補助食品を適量(第8章)補う。

（5）神経伝達調整法〔百会〜松果体（メラトニン）〜頸椎〜脊椎〜〕……etc.

　いずれにしましても、この各項目は自然治癒良能力（免疫力）を賦活し、細胞や各臓器の自然の働きが出来易くする術数（真の健康指南）の1つなのです。

　目標は飽くまで身体全体の繋がりの中で神経・気血の流れ、併せてその質の向上を最大限の好条件へと導く術なのですね。それは当事者銘々が生活習慣や秘密基地（家庭環境etc）、諸々の条件の中で取り入れ易いものの中から実践されたら如何でしょう……か。

ふと見れば
何の苦もなき水鳥の
休む暇なき
足の動きかな。

［伸びる人は、終始努力し、行き詰まる人は、気付かぬ
所で怠けている］

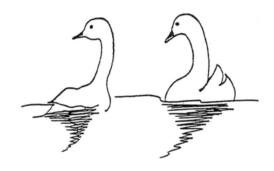

第六章　心が変われば……人生が変わる‼

心が変われば……態度が変わる。
態度が変われば……生活習慣が変わる。
生活習慣が変われば……人格が変わる。
人格が変われば……人生が変わる。

　心の偉大さ、気持ちの素晴らしさを知ろうとするなら
ば、先ず何かを始める前に、出来るんだ、必ず出来るん
だと自分自身に対して約束をし、また言い聞かせる事な
のだそうです。しかも効果的なのは、その時間帯なのだ
そうです。

　夜分休む時眠りに入る寸前、また目が醒めかけた時の
精神的トレーニング（この精神的トレーニングは30％
upの実質効果が得られると言われております）として
具体的にイメージを確かめながら、自分自身に言って聞
かせ、対峙するのがコツなのだそうです。

　※因みに些細な体験として：

　筆者も40代の頃、サラリーマンとして、単身赴任を
していた時分に新大阪駅と浜松駅を良く新幹線で往復し
たものです。会社事務所に朝8時半出社する為には新大
阪駅発の朝一番、6時発の新幹線でないと間に合わずそ

うなると逆算して、少なくとも早朝５時前には起床せねばならず筆者の場合は営業部所轄でしたから、連日の如く、前日は残業・接待・お付き合いの連続で、就寝時間はまちまち、当然ながら午前さまは度々の事、そんな時分にトライして見たのです。何を考えたか目覚まし時計無しで、いついかなる日でも早朝５時前には起床する事を自分自身に約束したのです。

　それこそ、眠りに入る直前に、自分にしっかりと言い聞かせたのです。

　しかもその時は明早朝の状況を想定しながら……、「明朝５時半には目を醒ますんだ、起きるんだ、絶対に起きるんだ……」と。そうしたら、時に少しばかり、早目に目醒める事はあっても、遅刻をする事も無く、実質８年間と言うもの。

　筆者もその事をある日の事、朝礼での体験談、若者の前で、少々自慢めいて披露させて戴きましたが、どうぞ何かの参考になさってみて下さい。

　　　☆　　　☆　　　☆　　　☆

心だに、心迷わす心なり、心、心に心許すな‼

　とかく迷いは心に入り込みがち、従ってある事をこうしようと決めたなら短時間でもいい、しょっちゅう続けて見る事なのです。

　そうしてその事だけで心の壺を一杯にしてしまう事なのです。

　些細な事からでいい、身近な事からでいい、諦めない

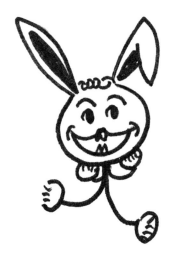

己の道は自ら拓け、神は自ら助くるものを助く

で、コツコツ積み上げていってやがては大きな夢へと我が人生を謳歌なさってみてはいかがなモノでしょうか……だって、今現在、皆々様が、こうして、生かされている、その有姿（有様）は少なくとも以前に何年か前から、自らのクロニクルとして、私はこうなりたい、こう有りたい、このようになるんだ……と少なからずとも自分自身が自分の心に言い含めた、自分自身の生き様（行き様）に他ありません。

　脳の組織は頭に浮かべたモノ（描写）と実際に経験するモノとは、分別が出来ない仕組みになっているのだそうです。従ってなるんだなるんだと強く意念（祈念）する事によって成就の可能性が高まるのです。

第七章　アンシーン・パワー

　私達は現に生きている。いや生かされていると申し上げた方が良いのかも知れません。そうだとしたら何によって何の為に生かされているのか……。

　それは一体何がそうしているのか、それは一体何なのでしょうか。通常は目には見えませんが、そこには仕組まれた何かがあるとしか考えられません。

　　　　☆　　　　☆　　　　☆　　　　☆

　病気をした時など、世間では良く「ほっといたら治るよ」「自然に治るよ」……等と言われます。その証は一体何なのでしょうか……。

　どんな力がどのように働いているのでしょうか……。

　医学的には精神神経免疫学とかホリスティック医学とか、いろいろな形で表現されておりますが後頁の気の交流の原点・オーラと生命体等御覧戴ければ、人間とは当事者個別の生命力や価値観また置かれている環境の相違によっては、多少異なりますが、**本来はセラピストとして電位治療器そのものを備え持った社会的動物である事をも併せて改めて再認識して戴けると思います。**

［気血は生命の源なり］

　またパワーそのものの有無、強弱については、それを

測定するテスターの単位で決まりますが、高次元のハイパワーを測定するテスターは今のところありません。

　しかし文部科学省管轄の独立行政法人・科学技術振興機構では、新しい気の測定、フォトン光子に関してのプロジェクトチームも発足されており、別途研究が進められていると言われております。

　遠からず、きっと何らかの形で解明の兆しを得る事が出来るでしょう。

　因みにパワー確認する、単純な１つの方法としては、パー、チョキ方法（方式）があります。

　一方の掌をパーとして、もう一方をチョキにします。チョキの指は開かずにくっつけたままです。

　意念を込めて、パーの掌の方へチョキの指先を近づけます。

　温もりを感じ取られるようになれば続いて文字を書いて見るのです。

　そこで感覚を確かめるのです。

　３センチ程の間隔で良く分かる様になれば、コレしめたものです。

part I

　身近な実例として、筆者30代、某会社総務部担当責任者であった時分に、社内現業・機械プレス作業員が、ある日作動ミスを犯して、自らの両脚を、股関節・大腿部根元の部分から、プレス機に挟まれて、ほとんど切断

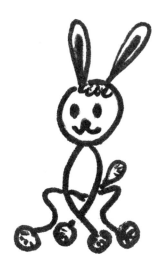

淡々と唯一向に手翳せば、有難きかな、法の随に〔宇宙の法に身を任す〕

してしまった。勿論その時は救急車を呼ぶ大騒動で一命はとりとめはしたものの、それからと言うもの、翌日からは、筆者、連日会社よりも入院先の病院へ直接通い詰めた（出社）程の重傷であった。

　おおよそ１ヶ月程たってからだろうか……ぼちぼち当人も精神的に落ち付きを取り戻して来たある日の事、本人からの申し出でこれはこれは不思議で不思議で仕方ないのだと言う。

　真夜中に足の裏から足の指先にかけて痒くて痒くて、どうしようもないのだと言う。

　一生懸命手を伸ばしては、掻こうとしてハッと気が付き、今は自分は、両足を全部切断してしまって、無い筈

の足が、しかも両足共、なぜ痒いのだろうか、おかしいと言う……。

昨夜もそうだったと言う。

今日で２～３日は続いたと言う。

当人は意外と楽天的に捉えて、いずれにしても痒くなるのは、これ快方への前兆だと喜んで見せたが、この事は現に目には映らないモノ（事象）に気（心）が及ぶと言う……。

果たして何の現象なのでしょうか……。

（後述「オーラと生命体＝キルリアン現象＝」参照）

Part Ⅱ

以前、筆者も社会復帰してからというもの……。

ある日の事、我が一物に異物があるのに気付いた。所謂グリグリで女性がよく自らの指先で、自らの乳ガンを探りあてるみたいなもので指先で触って、充分に分かる程のモノ、直径６ミリ前後であろうか、少なくとも全部で５～６個程はあっただろうか、「ウン、コレハ何だ大変だ」早速とある有名某総合病院にて、内科、皮膚科、泌尿器科……とあらゆる関連各科で診察して貰ったものの原因等不明、血液検査等の結果を待ってみたが、これまた原因不明、不安に陥ったものの、どうしようも無く、思い余っての策で、手当療法を熱心に続けたのである。

それこそ24時間態勢のもと、車、運転中、平素のデ

イリーワーク中、特に朝晩就寝前後ベッドの中……と想念を高め、意念を込めてのImage Trainingと手翳しのCollaborationなのである。左右両手を擦り合わす事、約30回、赤味を帯びた掌で淡々と無心に両手を翳し続けたのです。

　さて、何日目か１ヶ月も経っただろうか……改めてどの様になっているのかと探って見たが、そこにはもう跡形もなく、何も無かった。感激・感謝感謝良かったネ!!　その時は自分自身を誉めてあげるしかなかったのですが……思えばその間はずっと神様が側についていてくれている感じもしてたのです。きっと、気血の巡りが程好くなって循環（流れが出る）されたのでしょう。

PartⅢ

　また、ある偶然の機会から25年来の重症の喘息患者の発作を１回の手翳し（後頭部〜頸椎〜脊椎……）、兼手技で快くして差し上げた事もあり、その方（御婦人）は立ち所に苦しい喘息症状は軽くなり、それ以来完治に向かう事が出来て筆者も我が掌が実際に治療に役立つ事を改めて悟らされたのです。

　　　　☆　　　　☆　　　　☆　　　　☆

〔追記〕

　更にはフリー・エネルギー・グッズで治療に役立つロジクルシャン・ダイヤレット等の市販品もありますが、私達は、"意念と自信と確信力で法力が戴けるように

……"とまたその法力を使う事が出来るようになる事を目指しております。その法力との波長同一の法則に基づいた共振共鳴が実感出来るまでのグッズはあくまでも一補助具であって、私達の意識は自らの脳波を活用（松果体〜頸椎〜脊椎〜人体）して法力と同一の波長を生み出す事（偉大なる小宇宙として……）が可能になりますが市販品のそれは、あくまで一時期の補足的な補助具である事を、しかと心に留めて置きたいモノです。

　気付きは、早い方がいい。私達のImage Trainingは意念次第で目標達成の30％ upの効果があると言われております。

☆オーラと生命体＝キルリアン現象＝
　一度切り取られた葉っぱの後からもオーラが出て生体場（生体を形づくる場）を形成する。
　フィールド（電磁場）が生命を支配する。
　葉の一部（約1/3）が切り取られているにもかかわらず、切り取られる以前の場所からも放電していると言うキルリアン現象は生体場の存在を暗示します。それは生体におけるフィールド（場）と言う考え方への転換です。生体それ自身は蛋白質や細胞や遺伝子等の要素に置き換えられてはいないのです。生体が要素に還元されるもっと手前に全体的な空間の構造のようなものによって、生体の形づくりのルールが定められているのです。それが「生体場」なのです。このような生体場の力は物

理的には、電気的な力です。

　今、負傷したとすると、その途端に、傷ついた部分と傷ついていない周囲との間に電位差が生じます。これを負傷（損傷）電位と言い、負傷した所が皮膚であろうと、筋肉や血管や骨であろうと、自然に治っていくのは、生体電気の電位差によります（ここに電位治療器を内包した社会的動物の所以があるのです）。

　負傷によって生体はバランスを崩されますが、そのアンバランスを取り戻そうとする場の力が働き、その過程で負傷電位が発生し傷が治ってゆきます。これを**自然治癒良能力**と言います。その本質は生体場にあり電磁場が生命を支配しています。自然の御力によるものです。それならば逆に電気的或いは磁気的な刺激を与える事によって積極的に負傷を治癒させる事が出来る筈ですが、その場に立って生命の健康を考えるのが理学療法であり、また第八章で述べるs.s.p.Aの活用は深い繋がりの中で治癒の一助ともなるのです。

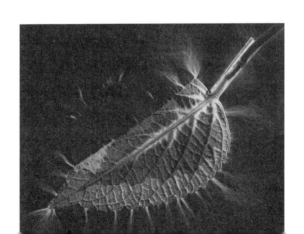

第八章　s.s.p.Aで決断力を高めよう!!
最近はやりのAI（人工知能）の活用

〈s.s.p.A = s elf s pecial p ersonal Advice〉

　ここに有法子<ruby>ユーフアーズ</ruby>と言うキーワードが有り、片や没法子<ruby>メーフアーズ</ruby>が有ります。

　有法子は何か事に直面してからと言うもの、必ず道は有るのだ、より良い方法は必ず有るんだと言う、非常に能動的で、アグレッシブな言葉（表現法）なのです。没法子は全くその反対の意味合いなのだそうです。

　そもそも人間は環境の産物であり、自らをして、困った事象を通して、困らない世界を構築してゆこうとする社会的動物として進化して来ており、その自分にマッチした真の方向づけは当事者が一番良く分かるように、仕組まれているらしいのです。

　従ってs.s.p.A発想の根底には、この辺の部分が大きく流れており今日に至っております。

　さて、21世紀Only One とEach for ALL時代を迎えてからと言うもの、更には個人情報漏洩問題等の至って厳しい社会環境の中に有って、私達は、いかなる生活環境の中にあっても、いつも、自己責任の元に、自己決定を

せねばならないと言う、予断を許さない厳格な判断に迫られる場面が多々有ります。食生活を始め、健康上の事、デイリーワーク（仕事）に関しての事、相談事を受けた時…etc、都度、どうすべきか、どうしたら良いだろう…と、ありとあらゆる生活環境の中にあって、あれこれと何かにつけて判断に迫られるのです。そんな時、即迷わなくてもいい、また迷ってはならない為の１つの方法があるのです。正に有法子、ここに確固たる方向づけを示唆してくれるs.s.p.Aがあります。

　それは、自らをして足元に明かりを灯すが如き、宇宙の財産の活用であり、現代版アラジンのランプでもあるのです。

　そこには、当事者だからこそ、出来る事、当事者しか出来ない事もあり、私達１人１人には、銘々の人生劇場での重要な役割があるのです。

　このs.s.p.Aとは、適・欲・知・足に基づくある種の診断法であって、これは、見方によっては、西洋医学（物質文明・ハード・対症療法的……）と東洋医学（精神文明・ソフト・抜本療法……）が十文字に結ばれるが如きもので、身近な例として、その最たるものとして素人でも出来る両手による胸骨圧迫人工呼吸法が有ります。東洋医学の原点、胸部気の出入り口を諸手で押す箇所は膻中（チャクラ）の部位なのです。

　又基本動作（Ｂ）の部位も同位置によってなされ診断

されるのです。21世紀これからの精神文明・ホリスティック予防医学のカテゴリーでも直接目には見えないが、歴としたパワーとして人類のあらゆる生活環境の中で、これからは紛れもなく脚光を浴びて来るでしょう。

s.s.p.A実践活用について

s.s.p.Aは適・欲・知・足のコンセプトに則り、これからのより良き、自らの新たな生活環境造りを大前提としております。

従って、身近な範例として、身体の各器官や臓器の異状や具合を察知する事が可能なのです、また症状として現われていない…完全に発病に至っていないが、様子がおかしい…等、その場合、s.s.p.A診断後、確証を得る為に医師の診断や、ノイロメーター等による気・血の適度な流れの是非を参考にされるのも一法でしょう。

良く分かる事例の1つに、当事者にとって、都度最も適切な食べモノの質や適量を調べる事も出来るのです、特に嗜好品であるタバコ、お酒、珈琲等、お薬の適質、適量は的確に調べる事が出来るのです。

（食事の度にs.s.p.Aなさると非常に楽しい一時が得られます。）

更には、土地柄の地場エネルギーを診断し、その上で、フリー・エネルギー・グッズで地場のグレードアップを図る事も可能であり、風水診断（居住と地場関係）、

適性判断、価値判断、運勢判断、バランスによる相性…etcと応用範囲は当事者を主体として限り無くあるものと想定されます。

　※これは飽くまで自らをして、当事者が適・欲・知・足のコンセプトに基づいての、生活環境作りの一端であって、診断結果が即更なる新たな事象に繋がるのですが、ここで筆者として申し上げたい事は、この診断法は飽くまで、自らの生活環境の中で、ごく身近な事例（例えば日常の食べモノの質と量）から、スタートし、自信と確証を得てから、段々の理で輪を広げてゆかれる事を切に望むものです。

s.s.p.Aの基本動作とその原理

　（A）当事者（個々人）の体内には、それぞれに気・血（東洋・漢方医学が真の健康のベースに置くキーワードで気の巡りと血の巡りを合わせた言葉）の流れを司る経絡〔その気・血が人体を巡り、流れる道筋（経路）を経絡と言い、経は縦糸・動脈、絡は横糸・静脈で鍼や灸の壺と壺（全身約400ヶ所）を結ぶ筋道〕が有り、その経絡の中で奇経8脈の主たるモノとして、図aの如く、△督脈・陽経（背中、上半身の裏側を巡る）、▲任脈・陰経（胸腹部、上半身の表側を巡る）が有る。
　s.s.p.A診断の基本は督脈・任脈の気血の充足（満）の度合いを以て判断の基準とします。その時は意念を強固

60

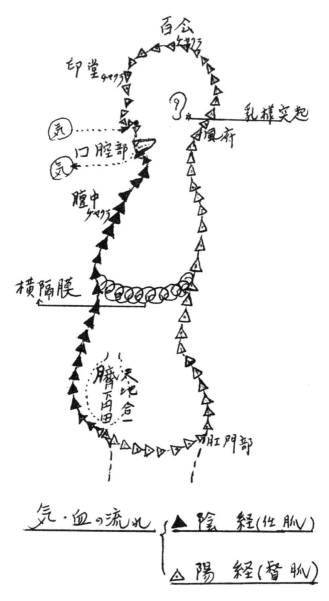

図a

にして、必要に応じて触診術（手で触れる）を併用する。

　診断を確たるモノとする為には口腔部と肛門部は歴とした繋がりと流れを出す為に意識的に強く閉じる必要が有ります。

　先ずは目標（何の為にと言う目的意識）の意念を確固たるモノとする（強い意念で以て診断をする）。必要であれば診断直前に適・欲・知・足に基づく祈詞（例えば南無阿弥陀仏、天地合一、…etc）等を唱えて無心になる事も、更なる効果を上げる事になるものと想定されます。

（注）そもそも人体（人間科学）に関しての、東洋漢方医学そのものは、経絡・経穴（灸を点じ、鍼を打つ身体の箇所）の理論無しには成り立たず、経絡も経脈（上下に直行する脈）と絡脈（右左に横行する脈）の主幹と分幹にそれぞれ分かれており、全身の臓腑を始め、あらゆる箇所を隈無く、網の目の如くに張り巡らされ、個体の生命活動の基本的とも言うべき「気と血」を運んでは、全身を巡り、所属区域内の生命活動を司る動力源になっているのです。（図ｂ）

　従って気・血の巡りに滞りの無い状態が真の健康体であると、言えるのです。

　所謂、身体全体の繋りと、気・血の適度な流れなのです。

　又その乱れや流れの状態を上手く把握し診断し、治療に結びつけるのが、鍼灸の基本的な理論でもあるのです。

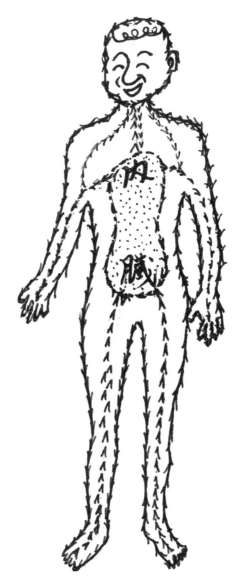

図b 「経絡」（同時進行）気・血コラボレートとしての
　　流れは内臓を始め、四肢全身、体表に及ぶ。

　気・血の流れと同時進行的に抜本的療法としての神経の流れ、そのものも念頭に置いておかねばなりませぬが、その天地合一の御力は百会（チャクラ）（図a）を通り、頭脳（松果体）を通りメラトニン（内分秘）の作用宜しきを得て、頸椎から脊椎へと流れて、各臓器を始め、全身へと伝達がスムーズに行なわなければなりません。

　督脈・任脈についての説明は、奇経8脈の代表的な経脈であって、そもそも奇経は12経脈中の気と血が充足されて旺盛になれば蓄えられ、不足すれば補充をして全身の気・血の量とバランスを整えていると言われております。

　気・血の流れに関してはホメオスタシス的（恒常性・環境に対して最小限の防衛行動）役割を担っていると伝えられています。

　従ってこの関係は12経脈を、大きな流れ（河）とするならば奇経は水源地（湖）（図c）的な存在として譬えられているのです。

　更に奇経8脈は12経脈の間を縦横に走って交差しては経絡の間の連繋を一途に密接な間柄にすると同時に、12経脈を流れる気と血を調整しては経脈中の気と血が充足すれば、奇経に注がれて蓄えられ、不足すれば奇経から補充されると言われております。これも水源地（湖）的な働き（特性）があるのです。

（図a参照）更に督脈の督は総監督の意をも含んでお

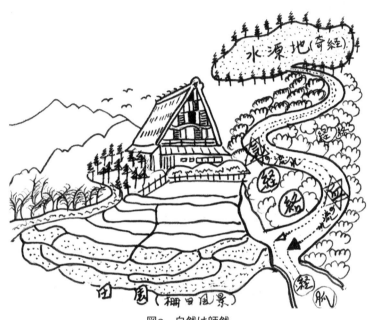

図c　自然は師然
水源地（奇経）と河川（気・血の流れ）の関係は、
正に自然は師然であり、真の共生（相生・相剋）の姿なのです。

り、頭部を出発点とし背中の正中線を走り、6本の陽経
脈と大椎（経穴）で交差して、全ての腸経脈を調整しな
がら監督をもしていると伝えられております。これは会
陰部より起こり脊椎に沿って、後頭部の風府に至り頭内
に入り脳に所属するのです。

　任脈の任は総担任の意味合いがあると言われておりま
す。
　頸喉・胞腹部の正中線を通り、3本の足部の陰経脈と
下腹部で交差をして、左・右両側の陰経脈を相互に連繋
させては、全体の陰経脈を統合しているのだそうです。
その為任脈は陰脈の海とも呼ばれています。
　走行部位は胞中（内生殖器）をスタートし、下って会
陰部に至り、陰毛部に上がり腹内を巡り、関元を通り、
腹部・胸部の正中線を上行、咽喉部へ、下顎の中央を経
て、下口唇部の正中へ、ここで左右に分かれて顔面を通
り眼内に入っております。
　従って"真の健康と言う意味合いからして、督脈と任
脈には、常に充分なる、気・血の充足が要請されるので
す。この辺の部分の解釈がs.s.p.A診断の原点でもある
のです。"
　（B）チャクラ・膻中（この胸のチャクラは▽陰△陽の
バランスのチャクラ胸腺と対応しており、心臓・血液循
環器を主に支配しております。このセンターを通して愛
を感じるとされます）の部位にて、左右の親指と人指し

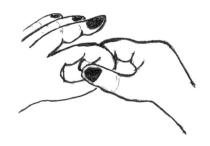

指のリング（輪）（上図）の指の締まり具合や、指の滑り具合の強弱で判断の基準としていますが、これは補足的参考にされると良いと思われます。

（A）（B）共に経絡に気・血が満たされる事で、ホメオスタシス（恒常性）が保たれるとの意味合いであり、この事は当事者（個々人）には、新たな身体内外の生活環境造りに繋がると言う解釈にもなるのです。

　s.s.p.Aは（A）を基本としますが（B）で補足的に確証を得る事も可能です。

s.s.p.Aの実践について‼

（イ）当事者が前記（A）（B）の基本動作に入る時には、まず適㊫を診るのか、又は適㊞を診るのか、目標（目的意識）をはっきり確たるモノとして、その事を強く意念し自分自身に問い掛けるのです。又パーセンテージをセットしておいて、s.s.p.Aの結果が何％となるのか

で、診断（判断）の基準とします。

　これは、督脈、任脈（P.63）の気血の充足度（充実度）の強弱を以て、判断の基準とする事になります。

　（注）要注意として：年齢差等により、反応（反射神経）の間隔の相違があり、当事者が高齢化（老齢化）するに従って、又性格上の個人差ともあいまって、若年層にくらべて、間隔をゆっくり（間を置く）と取られた方が、より信憑性の高い、得心のゆく回答を得られるものと想定されます。

　（ロ）このs.s.p.Aは諸々の体調の変化をも察知します。

　従ってs.s.p.A実践後に、確証を得る為には、視点を変えて、医師の診察を受けるのも、一策でしょう。

　又専門の自律神経測定器（ノイロメーター）等により、気・血の巡りを測定する事によって、更なる確証を得る事も可能なのです。

　（ハ）このs.s.p.Aはいかなる状況（生活環境）にあっても、必要に応じての回答を得る事は可能ですが……。

　往々にして、当事者が"今どうすべきか、具体的にどの様な行動に出るべきか"の岐路に立たされた時、また"他の誰にも知られたくない方向づけが欲しい時"は得てして、当事者自身、１人だけの時なのです。そして、その回答は、自然（師然）の摂理による、高次元の無意識からのものと、集合無意識の世界からの歴とした回答なのですが、時として意外な又途轍もない感じの回答が返って来る場合もあります。

　それは現界と無意識の世界とでは、写し鏡的な事象であって、かなり輻湊された部分もあって、これは一概には申されませんが、下記の事が想定されます。

☆　当事者の強い自己中心的な想念は最大の敵、要注意なのです。それは当事者自ら、勝手過ぎる、回答を要求してはいないか……？（欲望と言う名の電車の走り過ぎではないのか……）

☆　宇宙の法の生活に反していないか、平素、素直な詫びと感謝・歓喜の念に欠けていないか。

☆　日常生活習慣の中で身の回りの環境、他人様に対して、明らかに過剰な加害者になってはいないか。

……等によるモノです。

　これも、対策の1つとして、s.s.p.Aと他の方法〔基本的動作s.s.p.Aとp65（B）〕を同時に行っては、その信憑性を確認する法、併せて診断内容そのものを、自筆で書面にして、その紙片を折り紙のようにしては内容が目で見て分からないようにして、掌中に持って、トライして見る、etc……再度、ここで明記させて戴くにつけ、以上の診断テストは、当事者にとって身近な平素の生活環境の事例（例えば食事に関しての食べモノの質と量、嗜好品としての酒、タバコ、コーヒー、茶……etc）からスタートし、幾多の経験を積み、当事者自身が自信と確証を得てから後、段々の理で輪を広げていかれる事を筆者として切にお願いをし、また、お勧めも致します。

"足るを知る無限無尽の供給力、我が内にあり"

　物理的に足の裏療法と併せて実践施行してみて下さい。躰全体狩野の荘園・鎮痛機能があるだけに、面白く素晴らしい展開になるものと確信しております。

筆者実体験

　（1）交通事故による股関節（船状骨）他２ヶ所の複雑骨折。

　春遠からじの某日、薄暗く未だ明け切らない早朝、時に人通りも無かった。自転車にて筆者交差点を直進、信号は青、勢い込んで走り、飛び出したまでは良かったが、側道左からの若者、信号無視のサイクリング車と咄嗟の激突、筆者は、そのまま、前輪取られて、自転車諸共その場に転倒、起き上がる事すら出来なかった。加害者は動けなくなった被害者（筆者）を見届けて、一目散に疾走してしまったのである。当初は、全身激痛の極みで何が何だか……車道の真ん中でうずくまっている筆者を助けてくれたのは、次の青信号で前進の車だった。救急車搬送にて入院先の外科医院、即レントゲン撮影の診断では、股関節（船状骨）を完全に切断（骨折）してしまっている為、生涯に渡って"寝たきり"かせいぜい"車椅子の生活"を覚悟しなさいとの、通告であった。それからと言うものs.s.p.A判断、方向づけと共に２日間考え抜いた挙げ句に、筆者は申し出た。

（イ）人間全て、Creatorのmotivation宜しきを得て…

（ロ）Diligence makes the impossibility possible（不可能を可能にする云々）の意念なのである。

「先生何とか方法は無いものですか、少なくとも、やっとでも立てて、ゆっくり歩けるだけでもいいんです」院長に真剣に頼み込み、翌日、その回答を得た、

「成切するか、どうかは分からないがオペに踏み切って見ましょう、但し血液検査の結果によりますよ…」なのであった。

「しめた…お願いします」食は命なりで更に徹底したムチン食品の摂取（即ちとにかく粘り強い食品、納豆最優先）で自分流の食養を試みたのです。

　オペ迄、約10日間と言うものは、前処理の為、ベッド上にて、仰向け、足先に約10キログラム程の重りを吊り下げ24時間態勢で引っ張るのである。通常は考えられないくらい実に苦しかったがこれも我慢の人生の一端と割り切って耐え抜いた。

　手術当日入れての2～3週間、術前術後は、苦痛の連続であった。看護師さんは都度痛みを和らげる注射を打ってくれると言う……が、それは全てお断りして過ごした。痛みを覚えると言うのは、それだけ身体が快くなろうとする為の、1つのAction（証し）であり、激痛の時は想念で割り切っては、それを口に出し、南無阿弥陀仏も良く唱えさせて戴いた事、今更ながらはっきりと思い起こしておりますが、併せてこれは自らの自然治癒良

能力の再現がどんなものであり、どの様な形で現われる
のか、を試す１つの手段でもあり、ひいては、過去の事
例や通り一遍？　の一般的な医師の診断や処方から脱却
したい一念からでもあった。―今思い起こせば…更に
は、s.s.p.A実践の根底にはベンジャミン・フランクリン
（天は自ら助くる者を助く……）語録も力になってくれ
た。さて、術後は即出来るだけ横臥の生活からの脱却を
試みた。歩く事ではなく、まず歩ける様に自らを仕向け
た。昼夜、初めはベッドの周りの伝い歩きから、階段上
り下り、松葉杖持参で外出、院外では許す限りのフィッ
トネス・エクササイズ（自分流、屈伸運動）のTry &
Tryなのである。段々の理で日毎に自信と確信に繋がっ
ていった。正式な外出・帰宅もタクシーには乗らずに、
松葉杖を使っての地下鉄利用の長い階段は良き訓練の場
であった。

　股関節から脚部にかけて、筆者の細い骨よりも多少大
き目のチタン系非鉄金属（金具）が今も装着されたまま
になってはおりますが、現在、車運転OK、歩行OK、…
と社会生活上の動きは取れる様になり、但し走るのは不
可、気温の変化による痛感等は、生涯の生活の想い出の
絆となって、良きに計らっている次第です、時に65歳の
ハプニングでした。併せてその時の体調変化現象は飽く
までも、筆者自身、体力の範疇でしか起こり得ない事象
である事もs.s.p.Aは示唆してくれたのです（正常化と恒
常性）。自然の神様は騙す事をせず、嘘をつかなかった

のです。

（2）60代前半だったろうか、忘れもしない某日の昼下がり、突然まるで濃い赤インクの如き、血尿が出始めたのです。

これは一体何事が起きたのか……でも当初は一時的なモノ位の軽い気持ちでしたが、用を足す度に止まる事知らずでは、いかんともしがたく……とうとう医学的診断を受ける事にした。結果原因不明であった。

通常は痛みを覚える事も無く、放っといたらいずれは治るの感でいたが不快感に苛まされ、とうとう某ウエルネス研修所１週間コースでトライしたが、見通しの立たぬまに、最終的には専門医で診てもらって下さい、なのであった。社会的医療のたらい回しなのである。

致し方なく、s.s.p.A適欲知足の更なるコンセプトとその見方、天地合一（大宇宙のリズムに個別の身体のプログラムを合わせるの今一度再認識を深め、自然と人間は常に一体となって動いており、気持ち・食欲・食事・睡眠・便通等が調和出来てなければならない……）のモチベーションに別の角度からも徹底したのです。例えば主食の玄米も発芽玄米へと内容変更……。

食材選びも徹底した「孫達は優しい」等（一物全体食・旬のモノ・身士不二のモノ）、約１ヶ月経つか経たぬかで、間違いなく人生双六の振り出しラインに立てたのであった。良かったネ、自分自身を褒め称える他な

し、これも『知りながらつい忘れがち親の恩』の一端
だったのでしょうか……。

（3）附記（参考）

　人間社会においては戦争（相剋の果て）は、不滅の要
因であると想定されます。それはどのような事なので
しょうか……。

　身近な体内環境から観てみますと……。

　1つの例としてここに臓器として胃腸と肝臓があります。

　食欲旺盛の御仁は24時間態勢で目前に美味しいモノ
さえあれば、いつ、何時でも朝、昼、晩……夜中でも、
甘いモノでも何でもパクパクと口に運ぶのである。さす
れば、おとなしい沈黙の臓器である肝臓は、黙って、お
となしく、コツコツとそれを身体全体の為に処理作業せ
ねばならないのです。否応無しに…なのです。

　一応は天命に従ってのコト、──只働ざるを得ないの
ですが、果たして、正に食欲は知っているのか──適量
と言う名の停車駅を……なのです。肝臓は言うのです。
「食欲さん（胃袋さん）ちょっと待って下さいよ‼　私
（肝臓）にだって夜ぐらいは休ませて下さいョ……」と
言っても、その辺の事情はどうなっているのでしょう
か、苛めっぱなしの相剋状況は戦いの元なのです。

　次に肝臓と胆嚢の事。胆汁〔乳化作用で油脂分を分
（溶）解する液〕は、胆嚢では造る事が出来ずに、肝臓
で造って送られてきます。胆嚢で溜めておいて適量体中

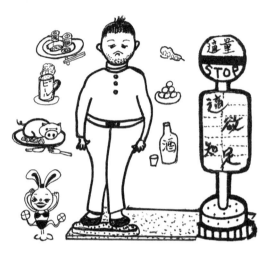

適量知ってお酒嗜む、飲まれなければ百薬の長

　に送り出す仕組みになっており、胆嚢曰くに、肝臓さん　もうボチボチ胆汁無くなるよ……と言えば、ヨシヨシで　肝臓は補充に快く即対応してくれると言う、正に相生そ　のものなのだそうです。

　そもそも無限の可能性を秘めたる偉大な小宇宙人体の仕組みも共生（相生と相剋）と言う、欲望と言う名の電車（社会的動物）なのですから、その辺の部分も察知すれば人間社会では、戦いそのものは、常に絶える事なく続く事でしょう……。

　本章の執筆に際しては、世界正食協会・岡田周三先生、療術師協会・永田勝先生には特にお世話になりました。記して感謝申し上げます。

エピローグ

　21世紀"これから"と言うもののパラダイムシフトは紛れもなく、着実に進んでおります。筆者自身今思えば半世紀前のこと、知らなかったとは言え、大変な生活をしていたのです。

　T.B（肺結核）初期の診断で３ヶ月も静養すれば治るよ……の申し合わせでしたが、入院中の事とて体力も劣っていたのでしょう、破傷風（院内感染）に罹り馬の血清注射をする事によって何とか一命を取り留めはしたものの、厳しい死の文化と手を携えながらの生活は不安の連続であった。過去のデータからは４人に１人の割合でしか生き残れないのだと言う（院長通告）。その血清注射中は、40度前後の高熱が42日間続き、その間は特別、大部屋に暗幕を張りめぐらせて、個室に仕立てては、ローソク１本で過ごさねばならなかったのです。特に破傷風と言う病いは、光線によって発作を起こし全身痙攣を惹き起こしては、無意識の内に舌を食い切ってしまうと言う、実に戦慄な突発的動作があるのです。その間は何度病室の枕元やベッドの周りに親戚の方達や関係者に集まってもらった事か……以後、解熱、小康状態を得てからも筆者は名医と最新薬、その上素晴らしい病院

さえありさえすれば病気は治るものだと思い込み、入院患者として真面目に日を過ごした。その日暮らしだったのです。

　それからと言うもの、12種類にも及ぶ飲み薬、その中に当然の如く、抗生物質あり、朝夕の点滴注射も連日の日課なのです。

　入院加療中は安静安静の連続でほとんどがベッドの上での横臥の生活。以後肺結核そのものは益々悪化の様相を呈し、挙げ句のはて、即、手術専門病院へ転送、全身麻酔による都合２度に渡る大手術（左側胸部、肋骨６本根元から切断、左肺全摘出、身体障害者D.A.P資格取得）。術後通計約５年程も経ってからだろうか、手術専門病院から某総合病院へ転院。諸々の検査の末、筆者の体重は一向に増えない他、数値が基準に満たない不良患者として、また総合的には病状の回復思わしくない……云々、結局「君は体力が無いから」……で担当医師からは見放される始末なのであった。筆者、自信喪失からくるノイローゼが高じて、今度は、院内では精神障害患者扱いなのである。その時は朝刊を広げて活字の㊗と言う字が目に映る度、それが㊗核であろうが㊗論であろうが㊗果であろうが㊗と言う字を見る度に、全身身震いを覚え即、新聞を閉じてしまった事が未だにハッキリと記憶に残っているのです。

　精神科病棟へ入る一歩手前であった。

　一方同病相憐むで長年院内生活を共に過ごした仲間達

が、次から次へと退院してゆく姿は、実に羨ましくてならなかったのです。彼等の身体は見るからに大きくなり良く太って小康状態を得、正に担当医師からは太鼓判モノで悠々退院、立派に社会復帰したかに見えて、しかしこの「病い」には完治は無く、以後もずっと通院を続けながら、依然として、次から次へと開発された新薬を飲み続けながらの社会復帰なのである。

　そんな中での某会社の重役さんは、退院して1年程経ってからだろうか、ある日突然の再入院、肝不全で即他界。またある友人は若かったが、退院して初冬の仕事場で、早朝の事、心筋梗塞で急死。更には将来を嘱望された若き営業マン、こちらも2年程後に、今度は朝礼中の突然死。動脈瘤破裂が直接の原因だったと後で知った。身近な、しかもこれからと言う社会的動物として嘱望された、立派な人物が次から次へと先立ってゆく……、その反面担当医師からは「君は患者として基準に満たない……」云々で見放され、挙げ句、（筆者）思い余って入院生活を断念、当方（筆者）からの、きつい申し出に依ってとりあえずは退院の手続き申請、実質、以後は通院扱いとなったのだが……。

　筆者は今、ここにこうして生かされているのです。

　当初、担当医師からの生活タブーリストは、一に夜更かし、更に酒、タバコ、それに女、麻雀、……等全てがNG、NGの忠告であった。だが1つだけ、自らをしてトランキライザーとして、又明日に繋がる醗酵食品の雄・

酒だけは少量であったが続けて見た。(s.s.p.Aにて適質・適量を都度見定めてから…)

　1杯目は人が酒を飲む、2杯目は酒が酒を飲む、3杯目は酒が人を飲む……の実質s.s.p.Aのトライなのである。更にはビールは自家製、薬用酒（アミグダリンの枇杷葉酒）、焼酎（玄米焼酎）……と全て自分流で拵えてみた。

　いみじくも、医聖ヒポクラテス曰く、酒は最高のトランキライザーであり、百薬の長である……と。そうなのです。お酒は歴とした精神安定剤なのでした。

　しかればこの社会と言うもの、一体どうなっているのでしょう……。

　逆法文明とは正にこの事なのでしょうか。病いは宇宙の摂理に逆らった証として起きるモノなのだそうです。

　病いは諸々の原因に基づいて当事者のウィークポイントに準じて特定なその人にだけ、与えられた神様からの贈り物なのだそうです。従って病いこそ、先祖の遺産の唯一最高の贈り物（カルマ、因果、業……）だとするならば、それを受け継ぐ者は、その事がどの様な事象であったとしてもまずは深い感謝の念で受け止めるべきであります。精神的に負荷の度合いが強ければ強い程、大きければ大きい程……その分だけリバウンドしての強靭な力が培われるの譬えで、同時にその症状を唯無くそう、消してしまおう、取り除こう……は奔走する事もさることながら、根本的にはもうこれ以上、症状の出ない

様な体質改善の生活習慣の実践によって自然体を取り戻し、これが結果的に難があった事への深い感謝の念との繋がりが持てるようになれるものと想定されるのです。

　正に「自分の身体は自分で磨け」「自分の道は自分で拓け」であって、マイナスの感情からは、何も生まれて来ない事も併せて心しておきたいものです。

　最終的には病いに対しての幕引きもこの辺にあるのではないでしょうか……。人生に無駄な事は何一つ無かったのです。私達人類は生まれたその時から、いつ死んでも良い程、年を取っているのだ……とも言われております。

　ここで改めて死の文化を内包した社会的動物の1人として認識を深めておかねばなりません。俗に富めば富む程、貧しくなる……とも言われております。何がどのようになったのでしょうか？　これからも人間として当然の事が、又当たり前の生活が出来難くなり、真面目な事を素直に感謝出来無くなれば、これは本当に大変な事だと思います。

　何がどのように豊かになり、何がどのように貧しくなったのか、身体ばかりが大きくなり、太っても、精神的に痩せ衰えた新人類達。

　又見方を変えれば、今のこの社会で真面目な生活をしていたら、病人になって当たり前の時代なのかも知れません。そうなのです。生業（生活）そのものが、自然から遠ざかれば遠ざかる程に、病いが近づいて来る……の譬え

で、紛れもなくサイレントキラーとやらが刻々と近づいて来るのもこの辺（時期）なのかも知れませんが……。

だからと言って、筆者、こと医術の事に関しても、近代の西欧医学を否定する者でもなければ、シーボルトのあの時代からローマ医学の偉大なるガレーノスの業績に遡れば、特に急性疾患の対応には、現代西洋医術でなければならない歴とした分野があり、より発展するであろう所の現代西洋医学の恩恵をより一層最大限に大衆のモノにする為にも、又往年の体験者（筆者）としても、これからは生命の神秘について本当の事を伝えてゆかねばならないと、心から思うのです。

それには、昨今特にクローズアップされて来た、西洋医学と東洋医学の融合を基盤とした統合医療なるものへの認識を一層深め、形あるモノにしてゆくべきではないかと……。

更にここで敢えて申し添えさせて戴きたい事は、自慢できる唯一、貴い自分自身本来の貴重なる魂の存在を忘れ切ってしまい、只、お薬や、医者の一方的な奴隷にならない様にありたいものです。程度こそあれ、お薬は飽くまで対症療法の最たるものとして、症状の一時押さえである事を心しておきたいものです。

当事者自身が命の主人公であり、身体に対しての責任者なのです。当時、担当医師は夜の睡眠時間を頗るシビアに捉えて、ひいてはこの事が治病に大きく差しつかえるのだと明言、従って都度、クランケ（筆者）の不眠時

間の申し出に対しては、睡眠薬（白い粒）を必ずと言って良い程、一粒ずつ増やして下さるのでした。お医者さまは「７時間〜８時間の睡眠時間を取らねばならないのだ」と言いました。クランケは白い粒を増やされる度に、フラフラも良い所で、筆者も極限を超えていたと想定されるのです。正にリエゾン（院内発病）とはこの事なのか……。挙げ句の果て、院内精神障害患者扱いとして、別病棟に入れられる一歩手前の時、とある書で知った!!　不眠対応策の１つとして……。

　人間夜になって眠れないなら、眠らなくてもいいのです。一晩中その内の３時間半、寝床の上で目を見開いたままでいい、上を向いたままでいい、横になっているだけでいい、天井の節目を勘定していてでもいい、……絶対死ぬ事はないから……云々の文献でした。

　ウン、これだ!!　とトライしました。その晩から白い粒を飲まずに枕元に置いたまま頑張って見た。３日ほどたってから……か、いつものPM10時30分前後に横になり、フッと目を覚ませばこれが何とAM２時30分、眠っていたのです。白い粒無しで……ヤッタ!!　なのである。不眠解消の確たるモノを掴んだのでありました。

　人命は地球より重し、人の命の尊さ、身体の大切さの認識を、今一度新たにし、現に生かされている者同士が共に学び研鑽を深めて、一身上の事で困っておられる方達の治療を始め、心の悩み事、相談、ひいては、出来得る限りの世の大建て直しをさせて戴けたらとお思いにな

られませんでしょうか……。

　今こそ欲望という名の電車の安全装置の再点検、正に足るを知り、欲望抑制術の実践の時でもあるのです。

　かつての救世主はキリストであり、お釈迦様でした。しかし今ここに授かっている私達のこの身体は何の目的の為にあるのかを再度自分自身に問い掛けようとする時、更にはこれまでの一時期の単なる物質文明の発想・発展から目覚めて、脱皮する事で、精神文明の無尽蔵の世界の構想を礎にしたフリーエネルギーの開発とその活用へと、シフトチェンジされるなら、きっとあなた自身が今世紀の救世主になれるでしょう。

　さすれば皆様がまず以て、センティナリアンを目指しての事、目下WHO（世界保健機関）でも、単なる長寿、平均寿命にあらずして、健康寿命が叫ばれ、尊ばれる時代なのです。

　　　　☆　　　　☆　　　　☆　　　　☆

　曰く、ヒポクラテス（医聖）は人間は神の子であり、〔病いは神が治す、医者は侍す〕との名言。

　薬は全て症状を消す一時押えである事に認識を深めねばなりません。但し手術を要するが如き緊急処置は別として。

〔ああ自宝を知らずして狂迷を覚ると謂えり。愚かに非ずして何ん〕

　かつてのオリンピックマラソン競技でした。入賞が決

定した瞬間のインタビューで、日本の代表選手涙ながらの開口一番、「今度ばかりは本当に良くやりました。素晴らしかったと思います。心の底から頑張り通した自分自身を褒めてあげたいです……」とは正に名言。続いて「レース中はずっと神様が側についててくれた気がしました……」なのでした。

　筆者も忘れもしません、闘病生活中のコト。故郷九州の田舎・自らが育った親の家、先人曰く、「出来るだけ時間を作って、場所はどこでも良い。合掌、座禅三昧の姿で、念仏をしなさい。唱え口上はさほどこだわらなくて良い。都合によっては、アリガトウゴザイマスの連続でも……」。

　さて、筆者、唯ひたすら、目を閉じて合掌、一念発起座禅三昧に浸り、一息入れる為、フッと眼を開ければ、そこには、目前に仏様がニッコリ微笑んでおられるではありませんか。その間30分位だったろうか、嬉しさのあまり、再度眼を閉じて、念仏を続け、眼を開けて見た時、こんどはもうそこには、仏様は眼に映りませんでしたが、果たしてその事は……。

　我が内に埋蔵されたる無限と無尽の供給力に目覚め得ない人は自分自身に対して罪を犯す者なのだそうです。神癒は常に我が内に久遠に有りで、自らをしてお互いが宝の持ち腐れにならない様に心したいものです。

84

　しからば、人体は自然治癒良能力を育む最高の製薬工場であり、又セラピスト（自らは、経絡・気血の流れとその活用による電位治療の術）でもあり、カウンセラー（自分自身は相生・相剋による共生体）でもあるのです。従って自分自身が当事者自らの補修工場であるならば、その前に素晴らしい名医（s.s.p.A）でなくてはならないのです。

　名医は診るのがミッション、常に自らをして命そのものと向き合っていると言う統合的コンセプト、（クロスファンクション）が要求されるのです。いよいよ今世紀は天地合一、神人一体、人間として、本物のみが選ばれてゆく時、大宇宙と驚異の小宇宙人体との直結の時でもあるのです。地球家族の一員として……。

　本書の刊行に際して、株式会社文芸社社長・瓜谷綱延氏を始め、文芸社スタッフの皆様には大変御世話に成りました。
　ここに改めて心からの感謝と御礼の意を述べさせて戴きます。

著者年表

1937(昭和12)年		1月3日、朝鮮京城府下本町4丁目（現韓国ソウル）に生まれる。
1943(昭和18)年	6歳	4月　京城府下櫻井小学校に入学。
1945(昭和20)年	8歳	10月　山口県仙崎港へ、引揚者として本土へ。以後父の故郷九州大分へ。大分県玖珠郡九重町立野上小学校へ転校。
1949(昭和24)年	12歳	3月　九重町立野上小学校卒業。
1952(昭和27)年	15歳	3月　九重町立野上中学校卒業。
		4月　大分県立森高等学校普通科入学。
1955(昭和30)年	18歳	3月　同高等学校卒業。
		4月　国立長崎大学水産学部養殖学科入学。
1958(昭和33)年	21歳	1月　教養学部修了後、上京。※教養学部（国立大学で）さえ修了しておきさえすれば専門課程は次にどの様な大学でも進学出来るの発想にて上京する（ALL優と良）。文京区㈱小平製作所入社（在学中社会人となる）。
		京都、島津製作所、代行業務、理化学器械製作販売に従事する。
1964(昭和39)年	27歳	結婚の為兵庫県芦屋市打出に移住する。
		5月　東京電器神戸営業所（現テック東芝）入社。
1966(昭和41)年	29歳	11月　東京電器大阪支店転勤後、健診にて肺浸潤発覚。3ヶ月予定で大阪中央区K病院に入院すれど真逆の坂で破傷風併発、左肺全域シューブ続発、医学的にはOPE（手術）しか快方の道は無いと診断される。
1967(昭和42)年	30歳	12月　OPE専門病院（兵庫県西宮市M病院）へ転院。全身麻酔による2度に渡る大手術（都合、左肋骨6本根元から切断、左肺全摘出、但し、心臓の裏面s.6は触る事が出来ず、病巣そのままにて閉じる。これは腫瘍なのだが癌になる可能性有りの診断。以後はひびの入った茶碗を想定した生活をする様、アドバイスを受ける。身体障害者資格取得。四柱推命判断では筆者は40歳代で他界すると有る。
	参考	（M病院入院中、参考として別記）

薬物等、使用せず傷口を完治する術（膿胞にて不治のままの転院患者）。そんな中、短期間２名の自殺者有り。病院の窓から街行く人を眺めては人間扱いされない自分達の惨めさ。新聞を広げて只㋭と言う活字が目に入っただけで身震いを起こしたのもこの時期なのである。患者はほとんどノイローゼシンドローム（Neurosis syndrome）。

1969（昭和44）年　32歳　1月　小康状態を得て、大阪市西区N病院内科へ転院（担当DR.H氏）。快方状態・紆余曲折の挙げ句には、諸々の規定を満たさない不良患者として、「君は体力が無いから」云々で医師との折り合いも付かぬまま退院（結果は通院扱い）となる。当時はリエゾンだが精神障害患者扱い、結核菌培養プラス㋫、etc。

付記　以後個人病院を紹介されるも、自分の健康は自分で作る……の実質の闘病生活は、現我が住居（府営住宅）を独創的な独自の秘密基地として、起死回生を試みたのである。

※これまでの薬は全部廃棄処分、併せて過保護的な腹巻等、一切外す。（天地合一、人間全てクリエーターのコンセプト）

『我が住居・独自の秘密・基地となり』

正しい自分流健康道場のスタートなのである。P.77参照。

（社会復帰前兆）

1970（昭和45）年　33歳　3月　西日本商事㈱（三井物産代行店）入社。

製鋼原料取扱い、廃車収集月間1,000台突破、etc。

一時、路上（御堂筋）にて、喀血。N病院へ緊急入院すれど点滴・投薬等の医療処置なく、恢復の兆を得、短期間退院、筆者自身、自力の生命力の有る姿を悟る。

1978（昭和53）年　41歳　1月　三井物産東京本店の計らいに因り、西日本商事㈱東京支店勤務。即、東京瑞穂工業㈱H.O神奈川出向。浜松営業所新設業務に従事する。約８年単身赴任にて（役職、浜松営業所所長）。私生活においては、独創的な独自の健康秘密基地道場として自分との戦いの毎日であり、新幹線で堂々と玄米、菜食弁当を戴いたのも、正に想い出なり。併せて、孫達は優しい食事内容なのであった。……野菜活用。

拡販の為（関西地区販路拡張）三井物産大阪支店、代行店佐渡島金属本社内に在籍。三井グループ社員としてワークする。

1982(昭和57)年　45歳　○妻血液検査（ガン検）陽性反応。即、玄米弁当に切り換える。浄血対策。良好を得る。約1年間。

1985(昭和60)年　48歳　6月　T.M.K神奈川本社転勤決定後退社（理由・家庭環境）。

1986(昭和61)年　49歳　11月　大阪・中央区上本町、自然食品店【カントリー・モア】開業（自営業）。
富士ウエルネス研修センター代行業務。

1987(昭和62)年　50歳　4月　療術師資格取得する。

(s.s.p.A術考案。多少過労気味からか"血尿"。あらゆる病院検査でも原因不明。フィットネス・エクササイズ、自分流のスタート。"食養にて完治"。

2001(平成13)年　64歳　【カントリー・モア】、クローズする。

2002(平成14)年　65歳　6月　アクシデントで交通事故、大腿骨船状骨骨折。結果、(イ)寝たきり(ロ)車椅子生活と診断されるも、s.s.p.A自分流診断にて手術断行（一か八かのOPE）。寝たきりフィットネス・エクササイズ考案。現在に至る。

以後、三度のメシよりフィットネス・エクササイズ自分流にて、生活習慣改善中。センティナリアンの事。

2005(平成17)年　68歳　3月　佛教大学社会福祉学部社会福祉学科（社会福祉主事資格取得）卒業。

2009(平成21)年　72歳　3月　佛教大学社会福祉学部社会福祉学科（精神学科）卒業。

2019(令和元)年　82歳　炭焼き事業Jio-clubを開始。

著者プロフィール

佐藤 誠（さとう まこと）

1937（昭和12）年生まれ。
大分県出身。
佛教大学社会福祉学部卒業。
大阪府在住。
全日本療術師協会会員。

"これから" 百寿者村行きへの切符

2020年8月15日　初版第1刷発行

著　者　　佐藤 誠
発行者　　瓜谷 綱延
発行所　　株式会社文芸社
　　　　　〒160-0022　東京都新宿区新宿1−10−1
　　　　　　　　　電話　03-5369-3060（代表）
　　　　　　　　　　　　03-5369-2299（販売）

印刷所　　株式会社エーヴィスシステムズ